Toulon, le 26 février 1850

Monsieur le Maire,

Les questions d'hygiène publique sont celles qui préoccupent le plus vivement une administration municipale intelligente et soucieuse des intérêts de la cité, aussi le Comice agricole de Toulon espère-t-il que vous voudrez bien accueillir favorablement le travail dont les conclusions ont été adoptées par l'unanimité de ses membres et qu'il a l'honneur de vous faire parvenir aujourd'hui.

Indiquer des moyens faciles et à la disposition du Conseil municipal pour doter la ville d'une propreté régulière, d'une hygiène, bien entendue, tout en utilisant, au profit de l'agriculture, les résidus de toute espèce qui souillent nos rues et infectent notre port ; faciliter la réforme des mœurs publiques en faisant disparaître ces usages honteux de satisfaire en public des besoins naturels qui constituent un outrage permanent à la pudeur publique, tel est le double but que s'est proposé le Comice agricole, tels sont les intérêts pour lesquels il sollicite votre patronage auprès du Conseil municipal.

Le Comice agricole de Toulon espère qu'il n'aura pas fait un appel inutile au patriotisme des représentans de la cité, et à la haute intelligence de son premier magistrat.

Il prie Monsieur le maire de vouloir bien agréer l'expression de ses sentimens respectueux et dévoués.

Pour le président du Comice agricole, par autorisation.

Le secrétaire du Comice

L. TURREL.

RAPPORT

De la commission d'hygiène publique instituée par le comice agricole pour étudier les moyens les plus efficaces de recueillir les matières fécales aujourd'hui perdues pour l'agriculture.

Cette commission se compose de :

MM. SOCHET, ingénieur de la marine.
HUGOULIN, pharmacien de la marine.
DE LAVAU, propriétaire.
BURGEVIN, propriétaire.
BERTIN, officier en retraite.
PHILIPPE, botaniste chef du jardin de l'école de médecine navale.
TURREL, docteur en médecine, secrétaire.

Toulon a la réputation d'être l'une des villes les plus sales de France, et cet aveu dùt-il coûter à notre amour-propre, nous ne pouvons en appeler de ce jugement que portent tous les étrangers qui arrivent dans nos murs.

L'habitude nous rend peut-être moins sensibles à ce qui blesse le voyageur ou l'étranger, mais si nous descendons un moment dans notre conscience, si nous faisons taire les mesquines inspirations de l'esprit de clocher, nous conviendrons résolument, que nulle ville avec les avantages de position et d'abondance des eaux, que possède Toulon, n'est plus mal partagée sous le rapport de l'hygiène publique.

Pris individuellement, le plus grand nombre de nos concitoyens est irréprochable au point de vue de la propreté : Scrupuleux sous ce rapport dans son habitation, dans ses habitudes intimes, le Toulonnais ne se préoccupe pas assez de ce qui saute aux yeux, de ce qui se passe dans la cité. Comme du reste, la plupart des populations méridionales, nous péchons par l'esprit public. Il y a donc, pour une municipalité intelligente, une grande réforme à préparer, à accomplir même dans ce sens, et c'est à obtenir ce résultat si désirable que tendent les travaux de la commission dont nous venons vous soumettre aujourd'hui le résumé.

Les conséquences immédiates des habitudes malheureusement prises, sont :

1° La malpropreté habituelle des rues et des trottoirs : plus en effet une ville est sale, moins on se fait scrupule de la salir, aussi voyons-nous, à chaque coin des rues, des individus se livrer publiquement à la satisfaction de certains besoins naturels, outrageant ainsi, sans en avoir conscience, la pudeur de leurs femmes et de leurs filles auxquelles ils interdisent l'abord des trottoirs ;

2° La saleté de nos ruisseaux remplis pendant la journée de matières infectes : aussi, lorsque les chaleurs de l'été font une loi de ces copieux arrosements de la voie publique qui se pratiquent spontanément dans toute la ville, le résultat de cette mesure qui serait favorable à la santé publique si l'eau des ruisseaux était propre, est de livrer à l'évaporation, sur une surface plus étendue, des miasmes infects qui s'élèvant dans le jour, retombent sur la ville pendant la nuit comme un manteau de plomb.

3° L'infection des eaux du bassin de la darce qui devient le réceptacle commun de toutes les impuretés de la cité, au grand désavantage des habitants riverains, au grand détriment de l'agriculture privée de puissants engrais, au grand dommage de la ville frustrée d'une source considérable de revenus.

Les conséquences éloignées d'un pareil état de choses, sont, 1° l'insalubrité considérable des ruelles et des quartiers mal aérés, dans lesquelles les grandes épidémies exercent leurs ravages et vont chercher de préférence leurs victimes ; 2° la nécessité pour la ville, en présence de ces calamités publiques, de décréter des moyens de propreté extraordinaires, d'entrer dans une hygiène exceptionnelle dont il est impossible d'improviser l'acceptation. Ces précautions inusitées nous semblent une condamnation écrasante pour l'édilité d'une ville. L'hygiène publique doit être en effet la mise en application habituelle et normale des pratiques les plus plus intelligentes, des procédés les plus avancés de la science. N'est-ce pas une chose étrange que l'on soit obligé de proclamer en présence du choléra, par exemple, que l'on n'a pas fait tout ce qu'il fallait faire pour conjurer l'invasion du fléau, puisqu'on va prendre des mesures extraordinaires pour en amoindrir les ravages, sauf à retomber, lorsqu'ils auront cessé, dans la même incurie, dans une semblable imprévoyance.

A quoi se réduisent en effet actuellement les mesures d'hygiène publique !

On empêche dans certains quartiers, le jet des immondices par les fenêtres, on fait balayer les rues par quelques femmes qui s'acquittent assez nonchalemment de ce soin lorsque le mistral ne vient pas providentiellement leur faire concurrence, enfin on abandonne aux maraîchers le soin de nettoyer les ruisseaux, ce qui rappelle involontairement à nos souvenirs, le rôle que jouent les corbeaux et les cigognes dans les villes indolentes d'Espagne et de Turquie.

Cependant les débris de toute espèce et leur enlèvement sont soumis à une réglementation de police qu'il suffirait de faire observer plus rigoureusement ou d'améliorer, dans certains détails, pour satisfaire aux exigences de la propreté publique ; aussi n'avons-nous pas à aborder cette question, bien que l'agriculture soit intéressée à l'emploi des suies, des cendres et des plâtras abandonnés aujourd'hui et perdus pour elle. Nous n'avons donc à nous occuper que du jet des urines et des matières fécales, car rien n'a été fait pour réglementer cette question de police municipale.

Le Conseil de la cité a-t-il le droit de toucher aux habitudes prises à cet égard ?

Nous répondrons que c'est son droit et plus encore son devoir. Tout ce qui touche à la santé publique ne saurait lui être indifférent, et, au point de vue de l'intérêt général, il a mission de prescrire dans quelles formes et de quelle manière ces matières doivent être recueillies. Il est de haute convenance qu'il s'occupe de la suppression de ces habitudes honteuses qui transforment nos rues en des lieux d'aisance permanents.

Est-ce à dire pour cela que la ville doive se faire entrepreneur de vidanges ?

Nous ne serions pas éloignés de cette idée, car elle trouverait, dans la mise en valeur de matières douées d'une grande énergie, une source considérable de revenus. L'agriculture qui paie fort cher aujourd'hui de détestables tourteaux et des fumiers d'étable de qualité inférieure, les rechercherait avidement. Du reste, à Marseille, c'est par les soins de la ville que des tombereaux de vidanges passent journellement dans certains quartiers éloignés du centre. Mais ce moyen est évidemment vicieux, puisqu'à Marseille même, il y a tendance à l'abandonner, et nous avons mieux que cela à proposer au Conseil municipal de Toulon.

Avant d'entrer dans les détails sur le mode de recueillement des matières excrémentitielles, une question préjudicielle se présente: Par qui seront-elles recueillies? comment seront-elles utilisées ? A cette objection, nous répondrons par un fait entre mille.

A Brest, ville dont la population est de 20,000 âmes, inférieure à celle de Toulon, deux compagnies de vidanges se sont formées qui se servent mutuellement de modérateur pour tenir le prix des engrais à des chiffres accessibles. A plus forte raison trouverait-on, dans notre ville, des capitaux qui se porteraient avec empressement vers une spéculation qui permettrait de très beaux résultats. Mais pour que des compagnies se forment, il faut que l'accumulation des matières fécales devienne une mesure générale. Examinons de quelle manière on pourrait y parvenir, au grand avantage de l'hygiène publique, sans inconvénients pour l'hygiène privée.

Deux modes de recueillement de ces matières sont actuellement applicables à la ville de Toulon : Pour les édifices bâtis sur pilotis, et provisoirement dans la plus grande partie des maisons, des appareils mobiles , et successivement partout ou on pourrait en pratiquer des fosses d'aisance.

Premier Mode. — Appareils Mobiles.

On a proposé d'établir, chez les divers locataires d'une maison , des vases métalliques hermétiquement clos , dans lesquels les matières fécales seraient journellement versées et que l'on emporterait dès qu'ils seraient pleins. Mais outre la dépense que nécessiterait la fabrication de ces appareils dont il faudrait avoir au moins un nombre double des placements, l'emmagasinement et la vidange, il serait impossible d'en établir chez beaucoup de locataires, forcés souvent de prendre leur repas dans la cuisine, seule pièce où le récipient pût être convenablement placé.

A Boulogne , à Saint–Omer et dans le Nord de la France, on emploie pour recueillir les vidanges, un vase en bois ou en métal, placé sous le manteau d'une cheminée qui va porter sur les toits les émanations dont la maison pourrait–être incommodée. Ce procédé serait parfaitement applicable dans les maisons où s'entassent de nombreux locataires. Il suffirait d'affecter une petite pièce à la vidange commune. Là, dans un récipient muni de l'appareil pour le dégagement des gaz, chaque locataire viendrait verser les matières excrémentitielles comme il le fait aujourd'hui dans la rue. Il y aurait économie de place, de dépenses et de temps.

Enfin, des industriels de Paris, MM. Chansay Leullier et compagnie, rue du faubourg Saint–Denis, N° 56, ont inventé un appareil mobile dont le prix derevient, pour le modèle, nécessaire aux besoins d'une famille, ne dépasse pas 100 francs, c'est un siège qui peut servir de meuble, et dans lequel se fait la séparation des matières solides et des urines. Celles-ci, qui constituent la partie la plus active des engrais provenant de l'homme, ne sont pas perdus comme il arrive dans l'appareil Huguin qui, pour négliger cet élément important de fécondité agricole, a été la cause de la ruine récente d'un industriel Toulonnais.

L'appareil Chansay et Leullier, par un mécanisme de bascule des plus simples, laisse sortir d'une boîte sur les fécès au moment où elles tombent dans le récipient, une poudre désinfectante et siccative, de sorte qu'on peut laisser les résidus solides s'accumuler ainsi, jusqu'à réplétion du vase dans lequel ils perdent leur odeur. Aussi peuvent-ils, au moment de leur extraction, être immédiatement convertis en poudrette de 1re qualité, la vidange des urines recueillies dans un vase séparé, peut se faire plus souvent au fur et à mesure des besoins.

Cet appareil est, du reste, applicable aux fosses bâties ; il forme donc la transition naturelle à l'étude de ce mode de recueillement des déjections humaines. Celui-ci est le plus important, parce qu'il doit être définitif dans la succession des temps, alors que les autres moyens étudiés ne sont que des procédés transitoires, pour toutes les maisons où des fosses en maçonneries peuvent être pratiquées.

DEUXIÈME MODE. — FOSSES EN MAÇONNERIE.

Est-il possible de munir une ville comme Toulon de

fosses d'aisances sans semer l'infection dans toutes les maisons? M. Coutagne Garnier, nous a donné la solution de ce problème en apparence inabordable.

L'appareil dont il est l'inventeur breveté a été appliqué déjà dans plusieurs établissemens publics de la guerre, de la ville et de la marine ; il fonctionne avec un succès remarquable chez plusieurs particuliers nos concitoyens ; notamment, à notre connaissance, chez MM. Peyruc, rue de la République, et Rougier, architecte rue Neuve, 14.

Voici en quoi il consiste essentiellement.

Une fosse est creusée sous l'escalier de la maison et se prolonge jusqu'au trottoir de la rue où elle aboutit par un cul de sac n'ayant pas plus d'un mètre à un mètre 50 de profondeur, qui s'ouvre par un trou d'homme bouché d'une pierre de taille ; c'est par ce trou et par conséquent hors de la maison que se fait la vidange. A l'extrémité opposée de la fosse et dans l'épaisseur du mur pour ménager l'espace, s'élève jusqu'aux toits un tuyau de dégagement pour les gaz, qui est surmonté d'un appareil à girouette pour éviter le refoulement des odeurs dans la maison par la violence des vents. De chaque étage partent deux ordres de tuyaux, les uns descendants, les autres ascendants : ceux-ci sont destinés à aspirer les odeurs du cabinet d'aisance et celles qui proviendraient du tuyau de descente sali par les matières fécales ; ces tuyaux viennent se réunir, au moment où ils arrivent sur les toits, au tuyau de dégagement qui part directement de la fosse, leur puissance d'aspiration est telle que si on présente une bougie ou un papier allumé à l'orifice du siége, la flamme se précipite vers le fond de l'entonnoir. Le cabinet et par conséquent la maison sont donc à l'abri de tout dégagement d'odeurs.

Les tuyaux descendans après un court trajet, sont munis d'une cuvette, dans laquelle tombent les fécès et les urines. Les bords de la cuvette étant plus élevés que l'extrémité libre du tuyau, il s'ensuit que quand elle est pleine, les liquides ferment hermétiquement le conduit par lequel le dégagement des gaz de la fosse ne peut pas se faire dans le cabinet d'aisance. La cuvette se vide au fur et à mesure par regorgement.

Les avantages de cet appareil sont faciles à saisir : inodorité complète, facilité de la vidange sans incommoder les locataires, au moyen d'une pompe dont l'évasement bouche le trou d'homme, et mettrait à l'abri des accidents quand même cette opération ne se ferait pas à une heure avancée de là nuit, enfin, notable économie d'espace; telles sont les qualités qui rendent cette invention providentielle pour la ville de Toulon.

Mais, objectera-t-on, si vous creusez partout des fosses d'aisance, n'est-il pas à craindre que nos puits si nombreux ne soient gâtés par les gaz et par les liquides excrémentitiels dont l'infiltration serait possible? Examinons cette double objection.

Par le gaz, la contamination des eaux est impossible : trouvant, dans les conduits de dégagement, une issue libre et facile, ils n'acquerront jamais une tension suffisante pour donner lieu à des craintes sérieuses.

Par les liquides? l'objection est tout aussi impossible.

Les fosses seront soigneusement construites en maçonnerie et parfaiment cimentées. Si les infiltrations dans nos puits étaient à craindre avec des précautions pareilles, combien ne devrait-on pas redouter davantage celles des conduits du gaz de l'éclairage, et celles de nos ruisseaux infects d'où filtrent incessamment à travers les couches de sable de nos pavés les matières que l'insouciance de notre population leur abandonne tous les jours.

Ces questions suffisamment élucidées, quel parti le Conseil municipal peut-il tirer de nos études ?

1° Si le conseil municipal était d'accord avec le Comice agricole sur la nécessité d'empêcher le jet dans les ruisseaux des résidus de la digestion, il devrait n'accorder à l'avenir d'autorisation pour des réparations majeures, qu'à la condition expresse, pour les propriétaires, de construire dans leurs maisons des fosses d'aisance d'après le système reconnu le meilleur. La municipalité a évidemment le droit de prescrire la généralisation de cette mesure d'utilité publique, au même titre qu'elle a le droit de forcer aux alignements, et de réglementer l'hygiène publique. Avant un siècle, la ville toute entière serait ainsi transformée sans secousses et sans froissements. Le propriétaire, étant intéressé à adopter une amélioration qui augmenterait sans beaucoup de frais la valeur locative de sa maison ;

2° Provisoirement, et jusqu'à l'époque où l'on y établirait des fosses bâties, les maisons auraient une pièce affectée au service de la vidange de tous les locataires ; dans cette pièce serait un récipient muni d'une cheminée de dégagement pour les gaz ;

3° Le jet des vidanges dans les rues serait défendu

sous les peines les plus sévères et dans un délai qui ne devrait pas excéder six mois;

4° Il serait établi dans les quartiers les plus fréquentés par les soins de la municipalité ou à la charge d'entrepreneurs, des lieux publics et gratuits. Le nombre en serait proportionné à la population des quartiers;

5° La satisfaction en public des besoins naturels, serait considérée comme attentat à la pudeur et poursuivie à ce titre devant les tribunaux, ou frappée d'une forte amende.

Nous croyons qu'à la condition de ces mesures ou d'autres plus soigneusement étudiées, Toulon deviendrait bientôt une des villes les plus propres, et que la reconnaissance publique s'attacherait à la municipalité qui aurait osé sortir de la vieille et fatale ornière des habitudes. Il est inutile d'insister sur l'amélioration qui en résulterait pour l'hygiène publique, au point de vue de la propagation des épidémies, et sur le progrès des cultures de nos campagnes qui manquent d'engrais. Enfin, la transformation des mœurs publiques, serait opérée à ce point, que les habitudes de propreté de la vie intime, passeraient dans la vie publique pour peu que nos concitoyens y fussent excités par l'initiative de leurs délégués.

Nous espérons que nos idées aboutiront parce qu'elles sont pratiques, parce qu'elles sont fécondes en résultats désirables, parce qu'enfin elles s'adressent à des hommes intelligents et dévoués aux véritables intérêts de leur pays.

Toulon, février 1850.

Le Secrétaire de la commission, Secrétaire du Comice,

L. TURREL. D. M. P.

Toulon, imp. Vᵉ BAUME, rue de l'Arsenal, 7.